Nichtraucher werden

Wie Sie die Ursachen Ihrer Nikotinsucht leicht erkennen, Schritt für Schritt beseitigen und nachhaltig mit dem Rauchen aufhören

Armin Schober

INHALT

Das erwartet Sie in diesem Buch

„**D**er Mensch ist ein Gewohnheitstier." Dieses Sprichwort haben Sie sicherlich schon einmal irgendwo gehört. Doch, warum stellt man dieses Zitat an den Anfang eines Ratgebers zur Überwindung von Nikotinabhängigkeit? Nun, die Bedeutung des Sprichworts besagt, dass der Mensch genau das gern wiederholt, was sich für ihn als gut erweist. Das Rauchen von Zigaretten führt zu Entspannung, steigert die Konzentration und fördert die Wachheit. Sie sind wahrscheinlich daran gewöhnt, beim Warten auf den Bus oder zur Überbrückung von Langeweile eine Zigarette zu rauchen. Klingt doch positiv, oder? Die Zeit vergeht schneller und Sie finden vielleicht noch einen netten Gesprächspartner in der Raucherecke. Doch warum haben Sie dann diesen Ratgeber in die Hand genommen? Ich gehe davon aus, dass Sie ein Ziel erreichen möchten: Nichtraucher zu werden. Denn neben den positiven Effekten zieht das Rauchen eine ganze Batterie an negativen Auswirkungen mit sich. Allerdings ist unser Gehirn eine so formbare Masse, die uns den wiederholten Konsum erleichtert.

Warum eine Erleichterung in diesem Fall kein positiver Aspekt ist, erfahren Sie in diesem Ratgeber. Weiterhin können Sie lernen, was hungrige Katzen und sabbernde Hunde dazu beitragen, uns das Loskommen von abhängig machenden Substanzen zu erschweren. Mit dem Wissen über die Folgen des Nikotinkonsums und den gesundheitlichen Vorteilen, die Sie erwarten, wenn Sie mit dem Rauchen aufgehört haben, werden Sie zum Experten auf diesem Gebiet. Den wichtigsten Teil bilden jedoch Praxistipps und Übungen, mit denen Sie zum Bezwinger Ihrer Abhängigkeit werden und Ihre Gewohnheiten in eine andere Richtung bringen.

Was genau Sie dafür tun müssen, erfahren Sie auf den folgenden Seiten dieses Ratgebers. Denn: Der richtige Zeitpunkt ist genau jetzt.

Nikotinkonsum im Allgemeinen

ZAHLEN UND FAKTEN

Das Rauchen ist sehr stark in der Bevölkerung vertreten und hat ein hohes Gefährdungspotenzial. Im Jahr 2015 haben circa 19 Millionen Menschen in Deutschlands Bevölkerung geraucht. Der Prognosewert für 2020 liegt bei circa 18 Millionen Rauchern. Das Robert Koch-Institut schätzt, dass allein in Deutschland jährlich zwischen 100.000 und 140.000 Menschen infolge von Krankheiten, die mit dem Konsum von Tabak zusammenhängen, sterben. Weltweit liegen die Zahlen bei circa sieben Millionen Todesfällen. Das heißt, dass 13 Prozent aller Todesfälle auf die Folgen des Rauchens zurückzuführen sind. Der Prozentsatz für

Todesfälle im Zusammenhang mit dem Passivrauchen liegt bei zwei Prozent. Damit ist der Tabakkonsum die wichtigste, vermeidbare Todesursache in der westlichen Welt. Die gute Nachricht liegt jedoch in einer Prognose der Weltgesundheitsorganisation, die einen absteigenden Trend in der Zahl der Raucher erkennt. Dieser Trend ist auch bei Jugendlichen in der Altersgruppe zwischen 12 und 17 Jahren erkennbar. Wenn Sie diesen Ratgeber in die Hand genommen haben, dann werden auch Sie sicherlich bald Ihren Teil zu den absteigenden Zahlen in den Statistiken beitragen.

WAS VERSTEHT MAN UNTER DROGENABHÄNGIGKEIT?

Drogenabhängigkeit wird definiert als ein wiederkehrender, schädlicher und durch ein übermächtiges Konsumverlangen bedingter Gebrauch einer psychotropen Substanz. Betroffene erleben Kontrollverlust bei etwaigen Abstinenzbemühungen. Bei Abstinenz treten dann körperliche und/oder psychische Entzugserscheinungen auf. Die Menge der konsumierten Substanz muss immer weiter gesteigert werden, um die erwünschte Wirkung zu erzielen. Dabei dominieren Konsum und Beschaffung

der Substanz den Alltag der Betroffenen. Psycho-
trope Substanzen bewirken eine Veränderung der
Psyche und des Bewusstseins, haben also einen Einfluss auf psychische Prozesse.

Im Alltag wird oft der Begriff „Sucht" verwendet.
Sucht ist die umgangssprachliche Bezeichnung für
verschiedene medizinische und/oder psychologische Krankheitsbilder und meint dabei eigentlich
die Abhängigkeit. In der Fachsprache wird der Begriff „Sucht" meist nicht mehr eingesetzt, da damit
häufig eine Verurteilung von Betroffenen einhergeht. Der Medizin und auch der Psychologie ist es
wichtig, die Abhängigkeit als eine Krankheit zu betrachten.

Von der Drogenabhängigkeit ist der Begriff des
„Drogenmissbrauchs" abzugrenzen. Darunter versteht man den wiederkehrenden Gebrauch einer
psychotropen Substanz, welche trotz des Wissens
über den Konsum verursachte soziale, berufliche,
psychologische oder körperliche Probleme weiter-
konsumiert wird. Das heißt, dass Abhängigkeit besteht, wenn jemand eine bestimmte Substanz benö-
tigt, um sich gut zu fühlen. Von Missbrauch ist bei jedem Konsum die Rede, der körperliche, seelische
und/oder soziale Schäden mit sich zieht.

Es gibt ein weites Spektrum an Substanzen, die zu

einer Abhängigkeit führen können. Diese Substanzen lassen sich in drei Wirkungsgruppen unterteilen: dämpfende Wirkung, halluzinogene Wirkung und aktivierende Wirkung. Zu Substanzen mit dämpfender Wirkung zählen unter anderem Alkohol und Opioide. Der bekannteste Vertreter der Substanzen mit einer halluzinogenen Wirkung ist LSD. Nikotin befindet sich zusammen mit Koffein, Kokain, Amphetaminen und Stimulanzien in der Gruppe der Substanzen, die eine aktivierende Wirkung hervorrufen. Warum das für Nikotin nur bedingt stimmt, erfahren Sie im Kapitel zur Wirkung von Nikotin.

WAS GEHÖRT ZUM NIKOTINKONSUM?

Das Erste, das Ihnen wahrscheinlich einfällt, ist die Zigarette. Zigaretten bilden aber nur einen Bestandteil der „Nikotinfamilie". Weitere Elemente sind E-Zigaretten, Zigarren, Pfeifen, Wasserpfeifen und Tabakverdampfer sowie Konsumwaren „ohne Rauch", nämlich Kautabak, Schnupftabak und Nikotinpflaster. Weiterhin zählt auch das Passivrauchen zum Nikotinkonsum.

Das Rauchen von E-Zigaretten, auch als *„Vaping"* bekannt, gilt als gesündere Alternative zum Rauchen von herkömmlichen Zigaretten. Ob das tatsächlich der Fall ist, erfahren Sie im Kapitel zu den schädlichen Folgen des Nikotinkonsums. Bei Jugendlichen ist besonders der Gebrauch der Wasserpfeife oder Shisha beliebt.

Knapp ein Drittel der deutschen Jugendlichen zwischen 12 und 17 Jahren haben schon einmal Wasserpfeife geraucht. Auch diese Alternative wird in einem späteren Abschnitt genauer beleuchtet. Generell gilt für Tabakwaren allerdings, dass es nicht die Art des Konsums ist, die gesundheitsschädlich ist, sondern der Tabak selbst.

Schädliche Folgen des Nikotinkonsums

Rauchen schadet nahezu jedem Organ in unserem Körper. In den folgenden Abschnitten erfahren Sie etwas über die schädlichen Folgen des Nikotinkonsums. Die Auswahl beschränkt sich dabei auf die Folgen des Rauchens von Zigaretten, E-Zigaretten und des Passivrauchens, da diese Konsumformen besonders häufig vertreten sind.

GIFTE IM TABAKRAUCH

Bevor ich auf die negativen Folgen eingehe, möchte ich Ihnen noch kurz näherbringen, welche schädlichen Stoffe Zigaretten, E-Zigaretten und Wasserpfeifen eigentlich enthalten. Tabakrauch ist ein Gemisch aus über 5.000 Substanzen. Dazu zählen Nikotin, giftige Stoffe wie Ammoniak und Schwefeloxid sowie krebserregende Stoffe wie Arsen und Chrom.

Es kann sein, dass manche Stoffe an sich keine schädliche Wirkung aufweisen. Die auftretenden Wechselwirkungen der Substanzen untereinander machen diese gefährlich. Sie verstärken sich dann gegenseitig. Bei dem Rauchen einer E-Zigarette kommt es zur Erhitzung eines Liquids, bei dem ein Aerosol entsteht, das wiederum aus kleinen Flüssigkeitspartikeln besteht. In Abhängigkeit von der Leistung, der Art der E-Zigarette, dem verwendeten Liquid und dem Nutzerverhalten können verschiedene giftige und krebserregende Stoffe enthalten sein. Dazu zählen Formaldehyd, Acetaldehyd, Acrolein, reaktive Sauerstoffverbindungen und Metalle.

Die Schadstoffe im Aerosol sind meist geringer konzentriert als im Tabakrauch, aber einzelne Substanzen können ähnlich hohe oder auch höhere Konzentrationen als im Tabakrauch erreichen. Eine Wasserpfeifensitzung entspricht dem Rauchen von

100 Zigaretten. In einer Wasserpfeife wird Tabak in verschiedenen Geschmacksrichtungen geraucht. Dieser Rauch ist laut dem deutschen Krebsforschungszentrum genauso schädlich wie der Rauch einer herkömmlichen Zigarette.

Die Inhaltsstoffe sind Nikotin und mindestens 82 schädliche Substanzen, giftige Metalle und Kohlenmonoxid. Darunter konnten 27 Substanzen als krebserregend identifiziert werden. Bei der Wasserpfeife ist es möglich, Tabak ohne Nikotin zu konsumieren. Dieser Rauch enthält dann zwar kein Nikotin, aber alle anderen gefährdenden Stoffe. Die Folgen des Konsums sind ähnlich zu denen des Rauchens von Zigaretten und E-Zigaretten und werden deshalb nicht als einzelnes Unterthema behandelt.

Beim Passivrauchen kommt es zu einem unfreiwilligen Einatmen von Tabakrauch aus der Umgebungsluft. Das kann zum einen dadurch passieren, dass man die Ausatemluft eines Rauchers einatmet, zum anderen aber durch das Glühen der Zigarette zwischen den Zügen.

Diesen Effekt nennt man den Nebenstromrauch, der den Hauptteil der Tabakrauchbelastung ausmacht. Viele der giftigen Stoffe sind im Nebenstromrauch tatsächlich um einiges höher konzentriert als in der Ausatemluft eines Rauchers.

NEGATIVE FOLGEN DES NIKOTINKONSUMS

Der Konsum von Tabakwaren führt zu zahlreichen Krankheiten und Gesundheitsproblemen. Der folgende Abschnitt behandelt die Folgen des Nikotinkonsums, aufgeteilt in das Rauchen von Zigaretten, das Rauchen von E-Zigaretten und das Passivrauchen.

Folgen des Rauchens von Zigaretten

Tabakrauch enthält zahlreiche Stoffe, die beim Inhalieren über die Lunge sehr schnell und effizient aufgenommen werden. Folgende Organe und Organsysteme sind direkt von den schädlichen Stoffen im Tabak betroffen: das Gehirn, die Atemwege, das Herzkreislaufsystem, die Knochen und Gelenke, die Augen, die Zahngesundheit, der Magen und Darm sowie die Fortpflanzung.

Das Gehirn. Das Risiko, einen Schlaganfall zu erleiden, ist für Raucher zwei- bis viermal höher als das für einen Nichtraucher. Weiterhin entsteht im Gehirn, wie Sie im Kapitel zu den Vorgängen im Gehirn noch lernen werden, die Abhängigkeit, also das Suchtgedächtnis. Ein weiteres Risiko können auftretende Demenzerkrankungen sein. Eine Studie von Livingston und Kollegen aus dem Jahre 2020 zeigte, dass fast die Hälfte aller Demenzerkrankungen vermeidbar ist. Der Grund dafür sind Risikofaktoren, wie das Rauchen, die der Mensch selbst steuern und damit vermeiden kann.

Die Atemwege. Weitere Folgen des Rauchens sind akute und chronische Erkrankungen der Atemwege. Besonders häufig tritt die chronische obstruktive Lungenerkrankung (kurz: COPD, auch bekannt als Raucherhusten) auf. Aber auch Tuberkulose und Asthma können infolge von Tabakkonsum auftreten.

Das Herzkreislaufsystem. Eine Studie der Emerging Risk Factors Collaboration (2019) zeigte, dass aktive Raucher ein um mehr als ein Drittel höheres Risiko an einer Lungenembolie zu erkranken aufweisen. Einer Lungenembolie gehen zumeist Blutgerinnsel voraus, die durch das Rauchen verstärkt auftreten können. Raucherinnen weisen ein sechsfach höheres Risiko auf, einen Herzinfarkt zu erleiden. Bei männlichen Rauchern besteht ein dreifach höheres Risiko im Vergleich zu Nichtrauchern.

Durch das Rauchen bleibt das Risiko für einen plötzlichen Herztod bei Männern lebenslang um ein Vielfaches erhöht als bei Frauen. Männer sind dabei rund fünfmal häufiger betroffen. Weitere Risikofaktoren für den plötzlichen Herztod sind Bluthochdruck, zu hohe Cholesterinwerte und Typ-2-

Diabetes, die ebenfalls Folgen des Nikotinkonsums sein können. Weitere mögliche Erkrankungen sind Atherosklerose und periphere arterielle Verschlusserkrankungen, auch bekannt als Raucherbein.

Knochen, Gelenke, Augen, Zahngesundheit, Magen und Darm. Im Bereich der Knochen und Gelenke können rheumatische Arthritis und Hüftfrakturen auftreten. Bei Frauen in der Menopause kann eine verminderte Knochenstärke beobachtet werden. Rauchen geht mit einem erhöhten Risiko für Blindheit sowie grauen Star einher und im Bereich der Zahngesundheit können Parodontose, Karies und das Versagen von Zahnimplantaten auftreten. Weiterhin sind chronisch-entzündliche Darmerkrankungen und Magengeschwüre sehr häufig.

Fortpflanzung. Im Bereich der Fortpflanzung können Erektionsstörungen, verminderte Fruchtbarkeit und Schwangerschaftskomplikationen auftreten. Studien zeigen, dass in der Schwangerschaft Erbgutveränderungen vorkommen, die das Kind nachhaltig beeinflussen. Schon im Ultraschall ist erkennbar, dass Föten ab dem sechsten Monat das Gesicht verziehen, wenn die werdende Mutter raucht. Durch das Rauchen gelangen die schädlichen Substanzen über die Lunge in das Blut der Mutter und von dort über die Plazenta in den Kreislauf des Kindes. Folgen dessen sind ein erhöhtes Risiko für Früh- und Fehlgeburten, ein zu geringes Geburtsgewicht und Fehlbildungen beim Kind. Im späteren Verlauf können durch die Erbgutveränderungen Übergewicht, Lungenerkrankungen, Allergien und Krebs bei den Kindern auftreten.

Krebs. Das deutsche Krebsforschungszentrum fand heraus, dass ein Drittel aller Tumorerkrankungen vermieden werden kann. Der Grund dafür liegt darin, dass die Erkrankungen im Zusammenhang mit einem ungesunden Lebensstil, wie zum Beispiel dem Rauchen, entstehen. Krebserkrankungen, die durch einen direkten Kontakt mit dem Rauch auftreten können, sind Lungenkrebs, Mundhöhlenkrebs, Kehlkopfkrebs, Speicheldrüsen- und Speiseröhrenkrebs.

Aber auch Organe, die nur indirekt vom Rauch betroffen sind, können beschädigt werden. Das sind die Blase, die Nieren, der Gebärmutterhals, die Brust, die Bauchspeicheldrüse und der Darm. Am häufigsten auftretend ist der Lungenkrebs. 89 % aller Lungenkrebsfälle bei Männern sind auf das Rauchen zurückzuführen. Bei Frauen liegt der Prozentsatz bei 83 %. Generell gilt, dass Raucher ein doppelt so hohes Risiko haben, an Krebs zu sterben.

Folgen des Rauchens von E-Zigaretten

Alle Folgen des Rauchens von Zigaretten können auch auf das Rauchen von E-Zigaretten zutreffen. Jedoch gibt es einige spezifische Beobachtungen, die nur den Konsum von E-Zigaretten betreffen. Durch die Inhalation der Aerosole kann eine kurzfristige Beeinträchtigung der Lungenfunktion auftreten.

Es kommt zu entzündlichen Reaktionen in den Atemwegen sowie zu einer Aktivierung von Blutplättchen, die den ersten Schritt der Blutgerinnung darstellen. In Tierversuchen konnte beobachtet werden, dass die Exposition mit dem Rauch der E-Zigarette zu einer Schädigung der Innenwand von Blutgefäßen und der Erbsubstanz führt. Eine Untersuchung von Kuntic und Kollegen (2019) zeigte, dass schon einmaliges Rauchen zu einer höheren Herzfrequenz und steiferen Arterien führt. Weiterhin stellten sie heraus, dass Vaping ohne Nikotin sogar schädlichere Auswirkungen hat als Vaping mit Nikotin.

Im Vergleich zu Tabak sind E-Zigaretten zwar sehr wahrscheinlich deutlich weniger schädlich, jedoch sind die langfristigen Gesundheitsrisiken unbekannt. Experten raten davon ab, die E-Zigarette als gesündere Alternative zum Rauchen zu verwenden.

Folgen des Passivrauchens

Beim Passivrauchen nimmt der Nichtraucher dieselben schädlichen Stoffe auf wie der Raucher. Das heißt: Der gleiche Effekt wird erzielt, aber in einem geringeren Ausmaß.

Das Risiko für einen Herzinfarkt liegt für einen Nichtraucher, der von Rauchern umgeben ist, dennoch bei 30 %. Der gleiche Prozentsatz gilt für das Risiko eines Schlaganfalls und die Erkrankung an Lungenkrebs. Auch Nasennebenhöhlen-, Brust- und Gebärmutterhalskrebs können bei Nichtrauchern auftreten. Es kann zu Reizungen der Nasenschleimhaut, Husten, pfeifenden Atemgeräuschen, Asthma und COPD kommen. Neben einer erhöhten Infektanfälligkeit können Schwindel, Kopfschmerzen und Augentränen auftreten.

Die Betrachtung der Risiken für Kinder muss hier ebenfalls erfolgen, denn die Folgen für Kinder können sehr viel schlimmer ausfallen, da sie eine höhere Atemfrequenz und ein weniger effizientes Entgiftungssystem aufweisen. Viele der Punkte des Rauchens von Zigaretten können in diesem Abschnitt übernommen werden. Ich möchte an dieser Stelle aber gern einige Besonderheiten im Bereich des Passivrauchens herausstellen. Während der Schwangerschaft tritt ein vermindertes Wachstum des

Fötus auf, die Entwicklung entspricht also nicht dem Schwangerschaftsstadium.

Nach der Geburt kann eine gestörte Entwicklung der Wahrnehmung und des Verhaltens auftreten. Weiterhin können zahlreiche Atemwegserkrankungen auftauchen, wie Bronchitis, Lungenentzündungen, Asthma und Mittelohrenentzündungen. Eine Studie von Groh und Kollegen aus dem Jahre 2019 stellte heraus, dass Passivrauchen in der Kindheit Vorhofflimmern im späteren Leben begünstigen kann.

Je mehr die Eltern rauchten, desto häufiger traten Herzrhythmusstörungen bei deren Kindern auf. Zudem konnte gezeigt werden, dass Kinder von Rauchereltern eher dazu neigten, im Erwachsenenalter selbst zu rauchen.

Die Wirkung von Nikotin auf Körper und Geist

Es ist korrekt, dass Nikotin zunächst eine aktivierende Wirkung hat. Bei höheren Dosierungen kann Nikotin allerdings auch sedierend, also dämpfend wirken. Eine niedrige Dosis Nikotin steigert den Atemantrieb, während höhere Dosierungen zu unzulänglicher Atmung führen, die zu langsam oder zu oberflächlich ist. Eine Zigarette enthält bis zu 13 Milligramm Nikotin. Beim Rauchen werden dabei zwischen einem und zwei Milligramm aufgenommen. Wie bei keiner anderen Substanz wird die Nikotinwirkung durch das Verhalten des Rauchers reguliert, zum Beispiel durch die Tiefe des genommenen Zuges. Nikotin erreicht nach ungefähr zehn Sekunden das Gehirn, wo es seine Wirkung entfaltet. Wie Nikotin im Gehirn wirkt, erfahren Sie im nächsten Abschnitt. Dieses Wissen wird Ihnen helfen zu verstehen, warum es so schwierig ist, eine Abhängigkeit zu überwinden.

DAS GEHIRN UND DOPAMIN

Durch die Inhalation reizt das Nikotin die sensorischen Nervenenden im Mund, in der Nase und im Rachen. Nikotin kann die Kapillaren in der Lunge und die Blut-Hirn-Schranke sehr schnell überwinden, wodurch es zu einem Einsetzen der subjektiven Wirkung innerhalb von ungefähr zehn Sekunden kommt. Über das Blut gelangt Nikotin in das Gehirn und bindet dort an sogenannte Nikotinrezeptoren der Nervenzellen. Nikotinrezeptoren sind Bindungsstellen, die bestimmte biochemische Prozesse anregen können.

Die Funktionsweise eines solchen Rezeptors ist ganz einfach zu verstehen. Stellen Sie sich so einen Rezeptor als eine Art Schloss vor, welches einen passenden Schlüssel sucht. Nikotin ist für dieses Schloss der passende Schlüssel und kann es öffnen. Durch die Öffnung des Schlosses können nun bestimmte Teilchen durch den Eingang gelangen. In unserem Fall sind das Ionen, die dann bestimmte biochemische Prozesse in den Gang bringen. Ein Beispiel für einen solchen Prozess ist die Anregung der Dopaminproduktion, wobei Dopamin zu einem Wohlgefühl und zur Beruhigung beiträgt. Diese ganzen Vorgänge finden im Belohnungszentrum unseres Gehirns statt.

Das Belohnungszentrum nennt man im Fachjargon das mesolimbische dopaminerge Belohnungssystem. Ein Fachbegriff, den Sie sich auf keinen Fall merken müssen, aber deren Wirkungsweise erklärt, warum es so schwer ist, das Rauchen zu unterlassen. Es ist leichter, die Rolle des Belohnungszentrums zu erklären, wenn man den gesamten Ausdruck in seine Einzelteile zerlegt. „Mesolimbisch" ist die Kombination aus Mittelhirn (Mesencephalon) und dem limbischen System.

Durch die erhöhte Aktivität des mesolimbischen Systems kommt es zur Ausschüttung von Dopamin, was damit den Begriff „dopaminerg" erklärt. Durch die Ausschüttung von Dopamin hat das Rauchen eine belohnende und motivierende Wirkung, was das Rauchen wiederum verstärkt. Das Thema

Verstärkung wird im Abschnitt der psychologischen Aspekte genauer erläutert. Generell ist das limbische System verantwortlich für das Affekt- und Triebverhalten gegenüber der Umwelt und ist zudem eng mit dem Geruchssinn verknüpft. Deshalb kann allein der Geruch von Zigarettenrauch zur Aktivierung des Systems führen. Dadurch entsteht dann das Verlangen, eine Zigarette zu rauchen.

Die Großhirnrinde erfasst diesen Drang als bewusstes Verlangen und gibt dem Körper die Anweisung, dieses Verlangen zu stillen. Durch wiederholtes Rauchen gibt es dann eine größere Anzahl an Nikotinrezeptoren in allen Hirnarealen. Daraus folgt ein Anstieg der Dopaminausschüttung. Diese Veränderungen bewirken eine erhöhte Ansprechbarkeit gegenüber dem Nikotin. Allerdings wird diese höhere Ansprechbarkeit auch für andere Substanzen erreicht und führt infolgedessen zu einer erhöhten Anfälligkeit für Suchtverhalten. Dem Konsum illegaler Drogen geht meist die Erfahrung und der Missbrauch legaler Drogen voraus.

Und Sie wollen erst gar nicht dahin abrutschen, weswegen es eine gute Idee ist, mit dem Rauchen aufzuhören. Andererseits kommt es zu einer Toleranzentwicklung. Je mehr Sie rauchen, desto weniger nehmen Sie die positiven Wirkungen des

Nikotins wahr. Diese Veränderungen bleiben in unserem Körper tatsächlich noch über Jahre bestehen.

Über die im Gehirn ablaufenden Prozesse kommt es zu einer Aktivierung des Sympathikus und des Parasympathikus. Sympathikus und Parasympathikus sind Teil des vegetativen Nervensystems, das viele wichtige Körperfunktionen steuert, wie zum Beispiel die Atmung oder die Verdauung. Im Falle des Nikotins geht mit der Aktivierung des sympathischen Nervensystems die Freisetzung von Adrenalin einher, was wiederum die Herzfrequenz und den Abbau von Fetten und Blutzucker steigert.

Durch die Aktivierung des Parasympathikus kommt es zu einer Steigerung der Magensaftproduktion, zur Verstärkung der Darmtätigkeit und damit zur Anregung der Verdauung. Andererseits wirkt Nikotin auch auf das Brechzentrum im Gehirn, was zu einem verminderten Appetit führt. Durch die Freisetzung von Vasopressin, einem Hormon in unserem Körper, kommt es zu einer Verengung der Blutgefäße, die mit der Steigerung des Blutdrucks einhergeht. Dazu kommt die erhöhte Blutgerinnungsneigung, die zu einer erhöhten Gefahr von Thrombose führt. Weiterhin werden Hirnareale angeregt, die für Wachheit und die Steigerung von Aufmerksamkeits- und Gedächtnisleistungen zuständig sind. Die

Zufuhr von Nikotin resultiert in schnelleren Reaktionszeiten, verbesserter Konzentration, reduzierter Aggressivität, der Reduktion von Angst und Muskelentspannung. Den negativen Folgen der Nikotinabhängigkeit ist ein gesonderter Abschnitt zugewiesen.

Ungefähr 30 Minuten nach dem letzten Konsum kommt es zu einem Anhalten der Nikotinwirkung. Unmittelbar nach dem Konsum sind die Rezeptoren allerdings für kurze Zeit nicht beeinflussbar. Erst der Abfall des Nikotinspiegels bewirkt, dass die Rezeptoren wieder empfindlicher werden. Wenn das ausgeschüttete Dopamin unter eine kritische Schwelle sinkt, dann können Entzugssymptome und erneutes Verlangen nach Nikotin auftreten.

Das Ziel dieses Verlangens ist, die Rezeptoren im Gehirn mit Nachschub zu versorgen, um somit das gewünschte Wohlbefinden zu erreichen. Beim langen Ausbleiben des Konsums kommt es zu Entzugssymptomen. Typische Entzugssymptome sind Reizbarkeit, Enttäuschung, Ärger, Angst, Konzentrationsschwierigkeiten, gesteigerter Appetit, Unruhe, depressive Verstimmungen, die Fokussierung des Denkens auf die Beschaffung von Zigaretten und Schlaflosigkeit. Der Abbau von Nikotin erfolgt über die Leber und die Ausscheidung über die Blase.

Durch die direkte Wirkung auf die Rezeptoren und die Beeinflussung des Belohnungssystems entsteht das hohe Suchtpotenzial des Nikotins.

Es hat sich dann ein sogenanntes „Suchtgedächtnis" gebildet, in dem die Erfahrungen mit der Drogenwirkung, Hinweisreize und die positiven Wirkungen des Nikotins gespeichert sind. Die Folge ist, wie in einem der oberen Absätze schon angedeutet, dass selbst nach jahrelanger Abstinenz Rückfälle auftreten können, die durch bestimmte Umgebungsbedingungen ausgelöst werden und denen man nicht adäquat begegnen kann. Im Suchtgedächtnis werden dann die verknüpften positiven Gefühle wieder wach, was ein Verlangen auslöst. Weiteres lernen Sie im nächsten Abschnitt.

VON HUNGRIGEN KATZEN UND SABBERNDEN HUNDEN

Gleichzeitig ist es genauso wichtig, psychologische Konzepte zu betrachten, die Ihnen besser verstehen helfen, wie eine Sucht überhaupt entsteht und damit auch, wieso es so schwer ist, sie zu überwinden. Die Grundlagen dessen erfahren Sie in den folgenden Ausführungen. Der Erstkontakt mit Nikotin erfolgt meist bereit im Kindes- oder Jugendalter.

Experimentierfreude und Neugier sind Persönlichkeitseigenschaften, die besonders dazu beitragen, uns auf unseren ersten Konsum einzulassen.

Dabei sind die positiven Wirkungen des Nikotins meist nicht vorhanden, sondern eher negative Auswirkungen wie Schwindel und Übelkeit. Diese Phase nennt man auch die Einleitungsphase. Erst bei einer Gewöhnung treten die negativen Erscheinungen in den Hintergrund und das positive Erleben steht im Vordergrund. In dieser Phase ist ein leichter Ausstieg aus dem Konsum noch möglich, aber die meisten Personen wollen das nicht, da die positiven Gefühle überwiegen.

Anschließend folgt die kritische Phase mit einer Gewöhnung an das Suchtverhalten. Sie wissen, wie das Nikotin auf Sie wirkt, Sie können aus dem Konsum nicht aussteigen und Sie wollen es auch nicht. Schädigende Begleiterscheinungen wie Leistungseinbußen im Beruf werden akzeptiert.

In der chronischen Phase oder Abhängigkeitsphase ist eine vollständige Abhängigkeit entstanden. Betroffene können nicht mehr auf Nikotin verzichten und der gesamte Tagesablauf ist auf den Konsum ausgerichtet. Es kommt zur Ausbildung von Toleranz und Entzugserscheinungen, die nur durch den erneuten Konsum gestillt werden können. Hier ist der Punkt, an dem Sie aussteigen wollen. Der Übergang vom ersten Konsum zur Entstehung von Sucht wird durch Lernprozesse geebnet. Lernen ist eine auf Erfahrungen basierende, dauerhafte Veränderung in der Verhaltensdisposition eines Individuums. Lernen ist somit direkt auf das Individuum bezogen. Es ist damit also nicht feststellbar, wie eine Person lernt, sondern nur, dass sie etwas gelernt hat. Das etwas gelernt wurde, zeigt sich dann in der Verhaltensänderung, wobei der Begriff der „Verhaltensdisposition" nahebringt, dass das Lernen nicht sofort zu einer Veränderung des Verhaltens führen muss.

Es gibt unterschiedliche Einteilungen der Arten des Lernens. Ich möchte in diesem Fall eine Einteilung nach den Forschungsrichtungen vornehmen, die die Entstehung und Aufrechterhaltung einer Abhängigkeit erklären.

Der erste Konsum lässt sich perfekt durch die soziale Lerntheorie von Albert Bandura erklären. Er stellte fest, dass der Mensch besonders gut darauf vorbereitet ist, sich neue Verhaltensweisen durch das Nachahmen beziehungsweise Nachstellen anzueignen. Insbesondere, wenn eine Person als erfolgreich mit einer Verhaltensweise angesehen oder direkt belohnt wird, dann ahmen wir das Verhalten mit einer größeren Wahrscheinlichkeit nach. Denken Sie doch einmal an Ihren ersten Zug an einer Zigarette. Vielleicht haben Sie auf dem Schulhof beobachtet, wie eine Gruppe älterer Jugendliche heimlich geraucht und sich dabei amüsiert hat.

In unserem Gehirn passiert dann Folgendes: Das „Zigarettenrauchen" wird mit den positiven Attributen „positives Selbstwertgefühl", „Gruppenzugehörigkeit" und „Entspannung" assoziiert. Diese positive Grundeinstellung bildet die perfekte Grundlage dafür, mit dem Rauchen zu beginnen.

Das erworbene Rauchverhalten wird dann durch positive und negative Verstärkung aufrechterhalten. Hier befinden wir uns im Paradigma der operanten beziehungsweise instrumentellen Konditionierung. Konditionierung ist eine Art des Lernens, bei der Assoziationen zwischen Reizen oder zwischen Reizen und Reaktionen durch wiederholte Kopplung gelernt werden. Die Grundideen der operanten Konditionierung gehen auf Edward Lee Thorndike zurück, der Experimente zum Problemlösen bei Tieren durchführte. Seine ersten Versuche unternahm er mit hungrigen Katzen, die er in einen Käfig setzte, der durch einen Hebel geöffnet werden konnte. Außerhalb des Käfigs befand sich Futter. Die Katzen versuchten durch arttypische Bewegungen, dem Käfig zu entkommen und gelangten dabei zufällig an den Hebel. In den weiteren Durchgängen wurde der Hebel immer häufiger berührt und die Katzen entkamen dem Käfig immer schneller. Daraus leitete Thorndike das Effektgesetz ab: Verhalten, das zu einem angenehmen Ergebnis führt, wird wiederholt. Andersherum wird Verhalten, das zu einem unangenehmen Ergebnis führt, vermieden.

Um das nun auf die Nikotinabhängigkeit zu übertragen, folgen Sie mir bitte in ein kleines Gedankenexperiment. Sie sind die Katze, die in einem Käfig sitzt und Hunger hat. Nur haben Sie keinen Hunger auf Nahrung, sondern auf Nikotin. Durch das Rauchen entkommen Sie dem Verlangen beziehungsweise dem Käfig. Sie haben gelernt, dass Gefühle der Unruhe durch das Rauchen einer Zigarette verschwinden und stattdessen Entspannung einsetzt. Andererseits vermeiden Sie es, zu lange auf das Rauchen zu verzichten, da Sie wissen, dass dann Entzugserscheinungen warten.

Bei der operanten Konditionierung kann man aber noch eine Stufe nachlegen. Durch Burrhus F. Skinner wurden die Begriffe der Verstärkung und Bestrafung geprägt. Bei der Verstärkung spricht man von Situationen, in denen ein Verhalten durch seine Folgen verstärkt wird, sodass es in Zukunft mit höherer Wahrscheinlichkeit wieder auftreten wird. Hier lassen sich die positive und die negative Verstärkung unterteilen. Bei der positiven Verstärkung folgt ein positives Ereignis auf das Verhalten.

Zum Beispiel befinden Sie sich gerade in der Raucherecke und dann kommt eine Person hinzu, mit der Sie ein nettes Gespräch beginnen. Oder ganz einfach: Das Rauchen führt zu angenehmen Konsequenzen wie Wohlbefinden und Glücksgefühlen. Dadurch tritt das Rauchverhalten in der Zukunft häufiger auf. Negative Verstärkung ist etwas komplizierter. Es kommt dort nicht dazu, dass etwas Negatives passiert, sondern dazu, dass etwas Negatives ausbleibt. Durch das Rauchen der Zigarette können Entzugssymptome wie Kopfschmerzen, schlechte Laune und Unruhe vermieden oder beseitigt werden.

Wie Sie es sich dann wahrscheinlich schon gedacht haben, tritt das Verhalten bei einer Bestrafung mit einer geringeren Wahrscheinlichkeit wieder auf. Auch hier lassen sich positive und negative Bestrafungen unterteilen. Bei einer positiven Bestrafung folgt auf das Verhalten, ein unangenehmes Ereignis. Zum Beispiel wird Ihnen nach dem Rauchen übel, weil Sie zu schnell oder zu viel geraucht haben. Bei der negativen Bestrafung erfolgt ein Entzug positiver Reize. Weil Sie während der Arbeit beispielsweise zu viel mit Ihren Kollegen gesprochen haben, wird Ihnen kurzerhand die Pause gestrichen, in der Sie eigentlich Ihre Zigarette rauchen. Operante Konditionierung konzentriert sich also vor allem auf die Konsequenzen von Verhalten. Sie wollen nicht mehr die Katze im Käfig sein, die einen bestimmte Handlung braucht, um diesem zu entkommen. Sie wollen frei und ohne Käfig leben und deswegen müssen Sie den Käfig durchbrechen.

Auf der anderen Seite steht die klassische Konditionierung, die die Aufrechterhaltung des Rauchverhaltens erklären kann. Von hungrigen Katzen gehen wir in diesem Themenkomplex über zu sabbernden Hunden. Dahinter steht Iwan Pawlow, der den Speichelreflex bei Hunden untersuchte. Er stellte fest, dass der Speichelreflex bei Hunden schon einsetzte, wenn die Tiere nur die Schritte des Pflegers hörten und nicht erst, wenn der ihnen das Futter gab.

Für dieses Experiment wurden Hunde in einen besonderen Apparat gestellt, mit dem sich die Intensität des Speichelflusses als Reaktion auf bestimmte Reize bestimmen ließ. Den Hunden wurde das Futter gezeigt, also ist das Futter ein unkonditionierter Reiz, an dem nichts verändert wurde. Auf diesen

Reiz folgt bei Hunden der angeborene Reflex zu sabbern. Der Speichelfluss ist in dem Fall die unkonditionierte Reaktion, also etwas ganz Normales. Nun kommt eine Glocke ins Spiel. Die Glocke wurde geläutet und die Hunde zeigten keine Reaktion, außer etwas Neugier.

Demnach ist die Glocke ein neutraler Reiz. Bei der Kombination aus Glocke und Präsentation von Futter reagierte der Hund weiterhin mit Speichel. Dann folgte das eigentlich Interessante. Nach mehreren Wiederholungen reagierten die Hunde schon auf den Glockenklang und das ohne die Präsentation des Futters. Einfach gesagt, haben die Hunde gelernt, dass nach dem Läuten der Glocke immer das Futter gereicht wird. Ab diesem Zeitpunkt wurde die unkonditionierte Reaktion, also der Speichelfluss, zu einer konditionierten Reaktion und der vorher neutrale Reiz, nämlich die Glocke, zu einem konditionierten Reiz. Später ging die Situation dann so weit, dass die Hunde schon zu speicheln begannen, wenn Sie nur die Schritte des Pflegers auf dem Gang hörten.

Sie fragen sich jetzt sicherlich, wie Ihnen diese Erkenntnis weiterhelfen soll. Nun, ich erkläre es Ihnen. Dem Hund fließt der Speichel im Mund zusammen, wenn man ihm Futter gibt. In unserem Fall entsteht Verlangen bei der Präsentation von

Zigaretten. Vor dem Futter ertönt eine Glocke, in unserem Fall gehen wir gerade zur Raucherecke, haben Stress oder überbrücken Langeweile. Wenn wir nur oft genug zur Raucherecke gehen, Stress haben oder Langeweile überbrücken und danach Rauchen, dann werden diese Situationen oder Gefühle schon sehr bald dazu beitragen, dass diese allein zu Triggern werden. Viele Reize, die theoretisch gar nichts mit dem Rauchen zu tun haben, können dann das Verlangen auslösen.

Im Abschnitt zu den Vorgängen im Gehirn haben Sie gelernt, dass das Dopamin eine zentrale Rolle bei der Entwicklung von Abhängigkeiten spielt. Dopamin aktiviert zum einen das Belohnungssystem, zum anderen erleichtert die hohe Dopaminverfügbarkeit das Assoziationslernen. Umgebungsreize und innere Stimuli erlangen die Eigenschaft, selbst Vorfreude und Verlangen auszulösen.

Der Anblick einer Zigarette selbst oder der Geruch des Rauches werden aufgrund der hohen Dopaminverfügbarkeit konditioniert. Diese neutralen Reize, wie die Glocke bei den Hunden, werden durch die klassische Konditionierung zu Triggern, die zu einer Aktivierung des Belohnungssystems führen. Andererseits können konditionierte Reaktionen auch verschwinden, wenn der konditionierte Reiz längere Zeit ohne den unkonditionierten Reiz dargeboten wird. Das Drogenverlangen kann abgebaut werden, wenn externe und interne Reize, die mit der Drogeneinnahme in Verbindung stehen, vermieden werden. Dass diese Vermeidung allerdings nicht so leicht ist und was Sie stattdessen machen können, lernen Sie in den Tipps zur Überwindung der Nikotinabhängigkeit.

Besonders stabiles Lernen entsteht bei der Zwei-Faktoren-Theorie nach Orval Hobart Mowrer. Die zwei Faktoren sind in diesem Fall die Kombination aus klassischer und operanter Konditionierung. Heißt, Reaktionen, die beim klassischen Konditionieren gelernt wurden, nehmen in ihrer Intensität und Häufigkeit zu, wenn sie operant verstärkt werden. Wenn eine Person zum Beispiel täglich 20 Zigaretten raucht und jeweils zehn Züge an der Zigarette zieht, dann erfährt sie 200 operante Verstärkungen pro Tag. Wenn die Person dann auch noch an unterschiedlichen Orten raucht, wird der Nikotinkonsum mit vielen verschiedenen Orten und Situationen verknüpft.

Das Resümee dieser Ausführungen liegt darin, Ihnen nahezubringen, dass nur eine Sache hilft, Konditionierungen zu löschen und das ist: Nicht mehr zu rauchen. Nur durch vollständige Abstinenz werden die Konditionierungen mit der Zeit im Gehirn gelöscht. Ein Hin und Her zwischen Rauchen und Nichtrauchen verstärkt die Konditionierungen nur.

Natürlich gibt es noch viele weitere Theorien, die die Entstehung von Abhängigkeit erklären können. An dieser Stelle sollen aber die oben aufgeführten Ausführungen ausreichend sein.

GESUNDHEITLICHE VORTEILE NACH DEM RAUCHSTOPP

Zum Abschluss dieses Kapitels möchte ich Ihnen die positiven Folgen nicht vorenthalten, die Sie erwarten, wenn Sie mit dem Rauchen aufgehört haben. Anders, als Sie es vielleicht vermuten würden, setzen bereits 20 Minuten nach der letzten Zigarette erste körperliche Veränderungen ein. Die positiven Effekte werden dabei umso größer, je länger der Zeitraum ist, in dem kein Tabak konsumiert wird.

Die Weltgesundheitsorganisation stellt eine Übersicht über die positiven Effekte nach dem Rauchstopp zur Verfügung. Bereits nach 20 Minuten beginnt der Puls zu sinken. Zwölf Stunden nach der letzten Zigarette sinkt der Kohlenmonoxid-Gehalt im Blut auf Normalwerte. Innerhalb von zwei Wochen bis drei Monaten nach der letzten Zigarette sinkt das Herzinfarktrisiko und die Lunge beginnt, besser zu arbeiten. Das Nachlassen von Husten und Kurzatmigkeit folgt in dem ersten bis zum neunten Monat nach dem letzten Nikotinkonsum.

Ein Jahr nach der letzten Zigarette ist das Risiko für Herzkreislauferkrankungen nur noch halb so groß wie das eines Rauchers. Weiterhin werden auch positive Langzeitfolgen genannt. Nämlich ist nach fünf bis 15 Jahren das Risiko für einen Schlaganfall „nur noch" genauso hoch wie das für einen Nichtraucher.

Zehn Jahre nach der letzten Zigarette ist das Risiko an Lungenkrebs zu versterben halbiert und ebenso verringert sich das Risiko, an anderen Krebserkrankungen zu erkranken. Zuletzt ist 15 Jahre nach dem letzten Nikotinkonsum das Risiko für Herzkreislauferkrankungen nicht mehr höher als das eines lebenslangen Nichtrauchers. Das klingt doch alles sehr positiv, oder? Also, worauf warten Sie noch? Starten Sie jetzt Ihre Reise.

Diagnostik & Tipps zum Aufhören

Nun bewegen wir uns langsam in die Richtung, Ihr bisher gelerntes Wissen anzuwenden und umzusetzen. In den folgenden Abschnitten werden Sie immer einmal wieder darum gebeten, etwas zu notieren. Es wäre demnach eine gute Idee, sich ein Notizbuch oder einen Schreibblock zu nehmen, indem Sie die gesamte Reise Ihrer Abstinenz festhalten. So haben Sie alle Ihre Notizen an einem Ort und können immer wieder an den Anfang zurückschauen.

TEST ZUR EINSCHÄTZUNG DER NIKOTINABHÄNGIGKEIT

Um eine Einschätzung über die Stärke Ihrer Abhängigkeit zu bekommen, haben Sie nun die Möglichkeit, die folgenden sechs Fragen wahrheitsgemäß zu beantworten. Nehmen Sie sich gern einen Zettel und notieren Sie darauf Ihre Antworten. Lesen Sie zuerst die Frage, wählen Sie dann eine Antwort und lesen Sie danach erst weiter. Nach der jeweiligen Frage folgt nämlich die Punkteverteilung, die Sie für Ihre jeweilige Antwort erhalten.

Beginnen wir mit der ersten Frage: Wann nach dem Aufstehen rauchen Sie Ihre erste Zigarette? a.) nach fünf Minuten, b.) nach sechs bis 30 Minuten, c.) nach 31 bis 60 Minuten oder d.) nach mehr als 60 Minuten. Notieren Sie jetzt Ihre Antwort und lesen Sie danach weiter. Für Antwort a.) gibt es drei Punkte, für Antwort b.) gibt es zwei Punkte, für Antwort c.) gibt es einen Punkt und für Antwortmöglichkeit d.) keinen Punkt.

Zweite Frage: Finden Sie es schwierig, an Orten, wo das Rauchen verboten ist, das Rauchen zu unterlassen? a.) ja oder b.) nein. Notieren Sie nun Ihre Antwort und lesen Sie danach die Punktevergabe. Für Antwort a.) gibt es einen Punkt und für Antwort b.) gibt es keinen Punkt.

Frage drei: Auf welche Zigarette würden Sie nicht verzichten wollen? Antwort a.) die erste am Morgen oder Antwort b.) andere. Schreiben Sie nun Ihre Antwort auf und lesen Sie danach weiter. Für Antwort a.) gibt es einen Punkt und für Antwort b.) gibt es keinen Punkt.

Frage vier: Wie viele Zigaretten rauchen Sie pro Tag? Antwort a.) 31 und mehr, b) 21 – 30, c.) 11 – 20 oder d.) bis zehn. Notieren Sie jetzt Ihre Antwort und lesen Sie danach weiter. Für Antwort a.) gibt es drei Punkte, für Antwort b.) zwei Punkte, für Antwort c.) einen Punkt und für Antwort d.) keinen Punkt.

Frage fünf: Rauchen Sie am Morgen im Allgemeinen mehr als am Rest des Tages? Es folgen die Antwortmöglichkeiten: a.) ja oder b.) nein. Notieren Sie Ihre Antwort und lesen Sie danach weiter. Wenn Sie mit a.) „ja" geantwortet haben, dann bekommen Sie einen Punkt. Lautet Ihre Antwort b.) „nein", dann bekommen Sie keinen Punkt.

Kommen wir nun zur sechsten und letzten Frage: Kommt es vor, dass Sie rauchen, wenn Sie krank sind und tagsüber im Bett bleiben müssen? Antwort a.) ja oder Antwort b.) nein. Notieren Sie Ihre Antwort und fahren Sie dann mit der Punktevergabe fort. Für a.) gibt es einen Punkt und für b.) gibt es keinen Punkt.

Die sechs Fragen, die Sie gerade beantwortet haben, gehören zum Fagerström-Test für Nikotinabhängigkeit. Mit diesem Test kann die Stärke der Abhängigkeit eines Rauchers erfasst werden. Für die Interpretation der Ergebnisse rechnen Sie nun alle Ihre verteilten Punkte der sechs Fragen zusammen.

Die errechnete Gesamtpunktzahl liefert eine zuverlässige Einschätzung der Stärke der Tabakabhängigkeit. Eine Gesamtpunktzahl von null bis zwei Punkten spricht dabei für eine geringe körperliche Abhängigkeit. Drei bis vier Punkte sprechen für eine mittlere körperliche Abhängigkeit. Fünf bis sieben Punkte sprechen für eine starke körperliche Abhängigkeit und dementsprechend stehen sieben bis zehn Punkte für eine sehr starke körperliche Abhängigkeit.

PRAXISTIPPS ZUR ENTWÖHNUNG

Nachdem Sie jetzt ein Einblick in die Stärke Ihrer Abhängigkeit bekommen haben, möchte ich Ihnen nun einige Tipps an die Hand geben, wie Sie Ihre Nikotinabhängigkeit überwinden können.

Im Großen und Ganzen stehen Ihnen drei Phasen bevor: die Vorbereitung, die Beendigung und die Stabilisierung. Im Folgenden möchte ich auf diese drei Phasen eingehen.

Vorbereitung des Rauchstopps

Das Ziel, das Sie in dieser Phase erreichen möchten, ist die klare Entscheidung für die Tabakabstinenz. Im Folgenden erfahren Sie etwas über die wichtigsten Schritte, die dafür getroffen werden müssen.

1. Selbstbeobachtung. In Selbstbeobachtung beobachten und kontrollieren Sie Ihr Rauchverhalten. Der erste praktische Tipp ist, über einen Zeitraum von einer Woche zu zählen, wie viele Zigaretten Sie pro Tag rauchen. Das haben Sie schon getan, wenn Sie den oben aufgeführten Fagerström-Test bearbeitet haben. In der vierten Frage sollten Sie beantworten, wie viele Zigaretten Sie pro Tag rauchen.

2. Pro- und Kontraliste. In die erste Phase gehört vor allem die Auflistung von Vor- und Nachteilen des Rauchens beziehungsweise des Nichtrauchens. Hierzu eignet sich eine Pro- und Kontraliste sehr gut. Nehmen Sie sich nun ein Blatt oder Ihr Notizbuch vor und teilen Sie eine Seite in der Hälfte. Schreiben Sie auf die linke Hälfte der Seite die positiven Aspekte des Rauchens und auf die rechte Hälfte des Blattes die negativen Aspekte des Rauchens. Lassen Sie sich für Ihre Überlegungen ruhig Zeit. Sie müssen diese Liste nicht in den nächsten zehn Minuten fertigstellen. Gehen Sie alle Bereiche Ihres

Lebens durch, in denen Sie das Rauchen begleitet. Wenn Sie Ihr Notizbuch oder das Blatt mit der Pro- und Kontraliste immer dabeihaben, können Sie in betreffenden Situationen eine Notiz machen. Fragen Sie sich, was gut daran ist, wenn Sie weiter rauchen, welche Vorteile das rauchfreie Leben für Sie hat, was Schlimmes passiert, wenn Sie weiter rauchen und welche unangenehmen Folgen mit einem rauch- freien Leben einhergehen.

Stellen Sie Ihre Liste bitte erst fertig, bevor Sie sich den grauen Kasten anschauen, der einige der am häufigsten genannten positiven und negativen As- pekte des Rauchens enthält. Ihre eigene Liste sollte dann spätestens zum Übergang in die zweite Phase fertiggestellt sein.

Positive Aspekte des Rauchens	Negative Aspekte des Rauchens
• Entspannung	• Erkrankungen
• Anregung	• Kosten
• verbesserte Konzent-ration	• unangenehmer Ge-ruch
• verbesserte Aufmerk-samkeit	• Entzugserscheinun-gen
• Bewältigung von Lan-geweile	• Gefährdung anderer Menschen
• Stressbewältigung	• sozialer Druck

3. Identifikation von Hinweisreizen. Wichtig ist die Identifikation der assoziierten Hinweisreize oder Situationen, die Sie mit dem Rauchen in Verbindung bringen. Schreiben Sie dafür am besten eine Liste mit Situationen, in denen Sie normalerweise rauchen (z. B. beim Warten auf den Bus, in der Pause etc.).

Schauen Sie sich Ihre Notizen dann an und überlegen Sie, wie Sie die Hinweisreize verändern können, wie Sie deren Auftreten verhindern oder die Situationen ganz vermeiden können. Schreiben Sie hinter die jeweiligen Situationen am besten genau, was Sie stattdessen machen werden. Ein Beispiel wäre, auf den Kaffee am Morgen zu verzichten, wenn der Kaffeekonsum mit dem Nikotinkonsum in Verbindung steht. Machen Sie einen großen Bogen um Orte, an denen Raucher häufiger zusammentreffen wie zum Beispiel Raucherecken und entsorgen Sie Aschenbecher, Feuerzeuge sowie restliche Zigarettenvorräte.

4. Unterstützung von Personen aus dem Umfeld. Binden Sie Freunde, Familie, den Partner und Kollegen in Ihre Reise ein. Setzen Sie Personen aus Ihrem nahestehenden Umfeld darüber in Kenntnis, dass Sie mit dem Rauchen aufhören wollen. Diese Personen können Ihnen Unterstützung bieten und als Helfer fungieren, indem sie Sie dabei unterstützen, eine rauchfreie Umgebung zu schaffen.

Schließen Sie mit Ihren Freunden Wetten oder Verträge ab, die Sie schriftlich festhalten. So haben Sie ein festes Schriftstück und so ein Vertrag lässt sich nicht so schnell brechen und Wetten verlieren wir auch nicht gern. Stellen Sie die Personen in Ihrem näheren Umfeld und vor allem sich selbst auf die künftigen Entzugssymptome ein. Sollten Sie einmal schlecht gelaunt aus der Pause kommen, muss das nicht daran liegen, dass Sie Ihre Kollegen nicht mögen, sondern es kann einfach eine Begleiterscheinung des Rauchstopps sein. Bereiten Sie Ihre Kollegen darauf vor, damit diese die beispielhafte schlechte Laune nicht sich selbst zuschreiben. Eine nette Bemerkung oder ein kleines Stück Schokolade lassen die Welt manchmal schon gleich ganz anders aussehen.

5. Zielformulierung. Setzen Sie sich Ziele und halten Sie diese schriftlich fest. Stellen Sie Ihre Ziele nach der SMART-Regel auf. Das „S" steht für *specific* (englisch für spezifisch). Es geht darum, Ziele so genau und so individuell wie möglich zu formulieren. Das „M" steht für *measurable* (englisch für messbar). Wenn Ihre Ziele wirklich wirken sollen, dann müssen Sie messbar sein. Das „A" steht für *achievable* (englisch für erreichbar). Die gesetzten Ziele sollten auch erreichbar sein. Niemand erwartet von Ihnen, dass Sie von einem Tag auf den anderen Ihr komplettes Zuhause auf den Kopf stellen, nur, um am Ende rauchfrei zu sein.

Gehen Sie die Sache langsam an. Das „R" steht für *realistic* (englisch für realistisch). Realistische Ziele stehen in Verbindung mit den erreichbaren Zielen. Wenn Sie einer Arbeit nachgehen, werden Sie nicht noch vier Stunden pro Tag damit verbringen, eine ausgleichende Sporteinheit durchzuführen. Denn irgendwann haben der Tag und auch die Kraft mal ein Ende. Formulieren Sie Ihre Ziele deshalb wirklichkeitsnah. Zuletzt steht das „T" für *time framed* (englisch für terminiert). Überlegen Sie sich, bis wann Sie das Ziel erreichen wollen (nach einer Woche, nach einem Monat, nach sechs Monaten, nach einem Jahr etc.). Setzen Sie sich lieber kleine Teilziele als ein großes Ziel.

Klar, das große Ziel ist natürlich, mit dem Rauchen aufzuhören, aber je genauer die Formulierungen ausfallen, desto besser können Sie sich immer weiter motivieren, um das Ziel zu erreichen. Die Erreichung von Teilzielen bringt Sie Ihrem großen Ziel immer ein Stück näher. Stellen Sie sich eine Belohnung in Aussicht, die Sie für bestimmte Ziele oder

Teilziele erhalten. Auf das Thema Belohnungen kommen wir im Abschnitt der Stabilisierung noch einmal zu sprechen.

Beendigung des Rauchens

1. Auswahl der Vorgehensweise. Das primäre Ziel ist das Erlangen der Abstinenz. Man unterscheidet zwischen zwei Methoden der Abstinenz: der Punkt-Schluss-Methode und der Reduktionsmethode. Bei beiden Methoden legen Sie einen Tag fest, ab dem Sie nicht mehr rauchen werden. Wie die Bezeichnungen der Methoden schon vermuten lassen, geht es bei der Punkt-Schluss-Methode darum, das Rauchverhalten vor Ihrem gewählten Stopp-Tag nicht zu verändern, sondern von einem Moment auf den anderen mit dem Rauchen aufzuhören. Bei der Reduktionsmethode erfolgt die Abstinenz in Teilschritten. Diese Teilschritte können Sie individuell festlegen. Ein oft gewähltes Muster wären fünf Zigaretten weniger pro Tag bis zum Stopp-Tag, an dem Sie ganz mit dem Rauchen aufhören.

Falls Sie Schwierigkeiten haben, sich für eine Methode zu entscheiden, folgt nun ein kurzer Fakt aus der Forschung: Eine Studie von Lindson-Hawley und Kollegen aus dem Jahre 2016 hat gezeigt, dass abruptes Aufhören mit dem Rauchen im Vergleich zu einem schrittweisen Vorgehen zu einer 25 Prozent höheren Chance führt, dauerhaft mit dem Tabakkonsum aufzuhören.

2. Aufhören. Irgendwann ist dann tatsächlich der Tag gekommen, an dem Sie mit dem Rauchen aufhören. Sagen Sie nicht ständig: „Heute war ein sehr stressiger Tag, ich fange dann morgen erst an". Sie werden den Stopp-Tag nur weiter aufschieben. Halten Sie sich an das festgesetzte Datum und betrachten Sie dieses als eine Art Pflichttermin. Dieser Termin sollte nicht zu weit in der Zukunft liegen, da sonst nur weitere vermeintliche Gründe gefunden werden, warum es gerade nicht passt.

Stabilisierung des Nichtrauchens

An allererster Stelle wollen Sie in dieser Phase Ihre Abstinenz stabilisieren. In diesem Abschnitt werden Sie etwas über den Umgang mit kritischen Situationen nach dem Rauchstopp lernen und das Gelernte auf Ihre persönliche Situation anwenden. Eine besonders wichtige Rolle bekommt der Aufbau von Alternativverhalten. Was machen Sie in Situationen, in denen Sie normalerweise geraucht haben? Und wie verhalten Sie sich, wenn Sie das Verlangen überkommt, sodass Sie es kaum noch aushalten?

1. Umgang mit Entzugssymptomen. Entzugssymptome sind von kognitiver und emotionaler Natur. Das heißt, es findet alles „in Ihrem Kopf statt".

Das Maximum an Entzugssymptomen wird in bis zu einem Tag nach der letzten Zigarette erreicht. Das Abklingen erfolgt nach ungefähr einer Woche. Starkes Verlangen, Hungergefühle und depressive Verstimmungen können auch noch über einen Zeitraum von sechs Monaten oder länger auftreten.

Zudem bleiben, wie Sie schon gelernt haben, die konditionierten Effekte oft noch über Jahre bestehen. Wenn Sie sich unsicher sind, ob auftretende körperliche und psychische Beschwerden in den Rahmen von Entzugssymptomen fallen, dann schreiben Sie diese auf und suchen Sie eine Konsultation bei Ihrem Arzt oder Apotheker. Nur diese Personen können Ihnen bestätigen, ob auftretende Symptome in einem Normalbereich liegen.

2. Kurzfristige Bewältigungsstrategien. Wenn Sie das Verlangen überkommt und Sie es kaum noch aushalten, dann können kurzfristige Bewältigungsstrategien helfen. Hierzu zählt Bonbons zu lutschen, einen Kaugummi zu kauen oder scharfes Chilipulver für kurze Zeit im Mund zu lassen. Sollte Ihnen die entspannende Wirkung der Zigarette fehlen, dann versuchen Sie sich gern an einer Atemübung.

Vielleicht haben Sie schon einmal von der 4711-Technik gehört. Dabei handelt es sich in diesem Fall nicht um die bekannte Parfümmarke, sondern um eine Atemtechnik, die der Entschleunigung dient. Im Normalfall atmen wir zwischen zehn- und zwölfmal pro Minute. Das kann aber auf sechsmal pro Minute halbiert werden.

Die Technik funktioniert wie folgt: Vier Sekunden einatmen, sieben Sekunden ausatmen und elf Minuten wiederholen. Mit dieser Atemtechnik ahmen wir unseren Atemrhythmus während dem Schlafen nach und fahren dementsprechend viele Aktivitäten herunter. Diese Technik erweist sich besonders hilfreich bei Asthma und COPD, aber auch Emotionen wie Aggressionen und Ängste können dadurch reduziert werden. Bei großem Verlangen kann es zudem hilfreich sein, die Bewegungen des Rauchens nachzuahmen. Die Betonung liegt hierbei deutlich auf „nachahmen". Für diese Übung können Sie ein kleines Blatt Papier zu einem Röhrchen zusammenrollen und dadurch die Luft einziehen.

Das sieht vielleicht nicht sonderlich schön aus, aber es geht hier auch vielmehr darum, das Bedürfnis zu inhalieren zu verringern. Um Unruhe in den Händen zu kompensieren, sollten Sie Ihre Finger anderweitig beschäftigen. Hier können Sie zum Beispiel einen kleinen Stress- oder Massageball an Ihrem Arbeitsplatz positionieren und in den Händen bewegen, wenn Sie das Rauchverlangen überkommt. Wenn Sie zu Hause sind, dann können Sie sich mit Gartenarbeit, dem Abwasch, Staubwischen oder anderen haushaltsrelevanten Dingen beschäftigen. Damit haben Sie nicht nur etwas gegen das Verlangen getan, sondern zusätzlich noch andere Dinge auf Ihrer To-do-Liste abgehakt werden.

Viele Ratgeber werden Ihnen den Tipp geben, dass Sie versuchen sollen, nicht an das Rauchen zu denken und Ihre Aufmerksamkeit auf etwas anderes zu lenken. Dass dieser Tipp nicht so einfach umzusetzen ist, möchte ich kurz an einem kleinen Gedankenexperiment erläutern. Stellen Sie sich jetzt bitte mal keinen rosafarbenen Elefanten vor. Ehrliche Antwort: Sie haben gerade an den Elefanten gedacht, oder? Das ist nicht überraschend, denn mit der Aufforderung, nicht an etwas zu denken, machen wir genau das Gegenteil: Wir denken daran.

Das liegt daran, dass in unserem Gehirn immer die Vorstellungskraft siegt und unsere Sprache unser Bewusstsein steuert. Das Unterbewusstsein kennt keine Negativ-Formulierungen. Diesen Effekt können Sie sich allerdings zunutze machen, indem Sie ihn einfach umdrehen. „Ich denke jetzt nicht an das Rauchen". Bei dieser Aussage versteht unser Gehirn nur: „Ich denke jetzt an das Rauchen". Sie

müssen richtige Anweisungen und Wünsche über-
mitteln. Durch Worte wie „nicht" oder „in keinerlei
Hinsicht" erreichen Sie das Gegenteil von dem, was
Sie sich wünschen. Überlegen Sie sich, was Sie statt
der Verneinungen möchten, zum Beispiel „Ich
möchte jetzt meine Pause nutzen, um mir meine
Beine zu vertreten".

3. Entspannung, Bewegung und Nahrung.
Passend zu den Atemtechniken können Sie auf Entspannungsübungen zurückgreifen, die sich auch be-
quem am Schreibtisch durchführen lassen. Die ein-
fachste Übung sieht so aus, dass Sie Ihre Hände vor
das Gesicht halten und dann die Augen schließen.
Denken Sie an etwas Angenehmes und atmen Sie
dann tief durch den Bauch ein, halten Sie die Luft
kurz an und atmen Sie wieder aus. Wiederholen Sie
diese Übung fünfmal.

Nutzen Sie Ihren neuen Lebensabschnitt und
fangen Sie an, zu joggen oder melden Sie sich in einem Fitnessstudio an. Vielleicht schieben Sie das
schon eine Ewigkeit vor sich her und jetzt ist der
richtige Zeitpunkt, das in den Angriff zu nehmen.
Durch die Bewegung steuern Sie nämlich auch dem
unangenehmen Fakt entgegen, dass nach dem
Rauchstopp oft eine Gewichtszunahme erfolgt. Wie
Sie sich aus den vorherigen Kapiteln noch erinnern

können, liegt das an der Appetit-zügelnden Wirkung des Nikotins, die mit der Abstinenz natürlich wegfällt.

Dieser Fakt sollte Sie dennoch nicht demotivieren, sondern dazu bewegen (im wahrsten Sinne des Wortes), eine gesunde Alternative zum Rauchen zu finden. Durch den Sport können Sie Dampf ablassen und sich gut ablenken. Vielleicht haben Sie auch die Möglichkeit, alte Hobbys wieder aufzunehmen. Entspannungsübungen und Bewegung werden als Alternativverhalten aufgebaut und dadurch kommt es zu einer Verstärkung des rauchfreien Verhaltens und zudem zu einer Reduktion von Stress, der das Rauchverlangen zudem verstärken kann. Hierzu noch ein kleiner Fakt aus der Forschung: Lee und Kollegen (2018) haben herausgefunden, dass körperliche Inaktivität genauso viele Todesopfer verursacht wie permanentes Rauchen.

Zum Thema Sport passt die Ernährung. Wie gerade schon gesagt, kommt es nach dem Rauchstopp zu einer Zunahme des Appetits. Ein instabiler Blutzuckerspiegel kann Sie zum Naschen verführen. Versuchen Sie, in dieser Phase auf gesunde Alternativen wie Obst, Gemüse oder ungesüßte, getrocknete Früchte zurückzugreifen. Trinken Sie dazu viel Wasser, denn das kann Kopfschmerzen lindern und vorbeugen sowie den Körper bei seinem Entgiftungsprozess unterstützen. Aber tun Sie auch etwas für den guten Geschmack, den Sie jetzt wieder voll und ganz genießen können.

4. Gestaltung einer Notfallkarte. Weiterhin kann Ihnen eine sogenannte Notfallkarte mit Notfallstrategien helfen, die Sie herausholen können, wenn Sie sich in einer kritischen Situation befinden. So eine Notfallkarte muss tatsächlich nicht wortwörtlich eine Karte sein, sondern kann einfach nur aus einem Stück Papier bestehen. Alternativ können Sie auch eine Karteikarte benutzen. An erster Stelle schreiben Sie auf diese Notfallkarte eine kurze Anleitung mit dem Inhalt, was in einer Risikosituation getan werden soll. Mögliche Strategien sind: das Verlassen der Situation oder jemanden Nahestehenden anrufen. Weiterhin können auf Notfallkarten persönliche Gründe gegen das Rauchen aufgelistet sein oder positive Selbstinstruktionen (z. B. „Ich habe schon vieles im Leben geschafft, dann kann ich das auch schaffen!"). Die Notfallkarte sollte im besten Fall immer griffbereit sein. Ein guter Aufbewahrungsort wäre zum Beispiel das Portemonnaie.

5. Belohnungen. Belohnungen liefern einen Anreiz, bestimmte Verhaltensweisen zu wiederholen. Allerdings können Sie mit Belohnungen auch das

Erreichen bestimmter Ziele oder Teilziele zelebrieren. Schon beim Aufstellen Ihrer Ziele können Sie über Dinge nachdenken, mit denen Sie sich etwas Gutes tun wollen.

Da durch das Aufhören mit dem Rauchen auch eine finanzielle Entlastung vorliegt, können das auch gut und gern einmal ein paar teurere Dinge sein. Es soll sich schließlich auch lohnen und ein starker Anreiz sein. Belohnungen müssen nicht immer nur materieller Art sein, sondern können auch die Form von gemeinsamen Unternehmungen mit Freunden, Familie oder Bekannten annehmen. Gehen Sie in ein schickes Restaurant, legen Sie einen Wellnesstag ein, verbringen Sie einen Abend mit Freunden oder gehen Sie einkaufen. Die Belohnungen können Sie auch perfekt in die abgeschlossenen Wetten integrieren. Wenn Sie bestimmte Teilziele nicht erreichen, dann gibt es keine Belohnung. Nutzen Sie diese Tatsache aus, um sich bei der Erreichung des nächsten Zieles noch mehr anzustrengen.

6. Soziale Unterstützung. Soziale Unterstützung stabilisiert den Therapieerfolg. Gerade bei der Aufrechterhaltung von Motivation kann Ihnen Ihr soziales Umfeld helfen. Aufmunternde Worte, das Unterlassen von Sticheleien und die Vermeidung von Orten, an denen geraucht wird, können gerade in der Anfangszeit sehr hilfreich sein. Geben Sie in Ihrem Freundes- und Bekanntenkreis ruhig damit an, dass Sie mit dem Rauchen aufgehört haben. Die beeindruckten Blicke werden Sie motivieren, am Ball zu bleiben. Außerdem ist es unangenehm, kurze Zeit später zugeben zu müssen, dass Sie jetzt doch wieder rauchen.

Sollten Sie einen anonymen Rahmen zum Reden bevorzugen oder gern einmal mit Personen sprechen wollen, die sich in der gleichen Situation wie Sie befinden, dann suchen Sie sich doch gern eine Selbsthilfegruppe. Der gegenseitige Erfahrungsaustausch kann helfen, die Motivation aufrechtzuerhalten. Schauen Sie doch einmal im Internet, ob es eine für Sie passende Gruppe in Ihrer Stadt gibt. Wenn Sie einen anonymen Rahmen bevorzugen, dann versuchen Sie es doch mit Online-Selbsthilfegruppen. Durch das technische Zeitalter, in dem wir leben, gibt es vermehrt solche Angebote, die Sie flexibel von zu Hause nutzen können. Die meisten Online-Selbsthilfegruppen sind wissenschaftlich geprüft, kostenlos und Sie können meist sofort beginnen. Achten Sie jedoch trotzdem darauf, dass Sie nicht auf betrügerische Seiten im Internet stoßen.

7. Die „Raucherpersönlichkeit". Darüber hinaus ist es für einen langfristigen Erfolg entscheidend, ob Sie Ihre sogenannte „Rauchpersönlichkeit" hinter sich lassen können. Als Raucher haben Sie sich über viele Jahre oder vielleicht sogar nur einige Monate hinweg eine Identität als Raucher aufgebaut.

Denken Sie einmal darüber nach, wie Sie sich selbst als Raucher sehen beziehungsweise gesehen haben. Was haben Sie in bestimmten Situationen gedacht? Gehen Ihre Gedanken zum Beispiel in die Richtung: „Ich sitze gern mit Rauchern zusammen.", oder „Ich bin so froh, dass ich durch das Rauchen einen Anschluss an eine Gruppe gefunden habe.", dann stellt genau das Ihre Raucherpersönlichkeit dar.

Das Ziel ist es nun, eine „neue" Identität als Nichtraucher aufzubauen. Dazu müssen Sie das Selbstverständnis des Rauchens („Ich sitze gern mit anderen Rauchern zusammen.") durch alternative Gedanken austauschen. Nehmen Sie sich ein Blatt oder Ihr Notizbuch und schreiben Sie Dinge auf, die Sie ausmachen.

Denken Sie an Ihre Stärken und Fähigkeiten, die nicht mit dem Rauchen zusammenhängen beziehungsweise in die Richtung des Nichtrauchens gehen. Beispiele wären: „Ich bin gut im Planen und deshalb in meiner Freundesgruppe nicht austauschbar.", „Das Rauchen macht mich nicht aus.", oder „Ich kann ein gutes Vorbild für meine Kollegen sein."

8. Selbstwirksamkeit und Selbstverstärkung.

Selbstwirksamkeit ist die Überzeugung, durch das eigene Handeln größere Probleme bewältigen zu können. Unsere Einstellungen den eigenen Fähigkeiten und Möglichkeiten gegenüber beeinflussen unsere Emotionen, Denkweisen, unser Handeln und auch den persönlichen Erfolg. Sie fragen sich jetzt wahrscheinlich, was Sie damit anfangen sollen.

Nun ja, Selbstwirksamkeit hilft, ein Vorhaben in die Tat umzusetzen. Gehen wir noch einmal an den Anfang zurück: Ihr großes Ziel ist es, rauchfrei zu werden. Das ist Ihr Vorhaben, das Sie in eine Tat umsetzen wollen. Selbstwirksamkeit hilft Ihnen auch, besser mit Zweifeln umzugehen, da Sie ja bereits davon überzeugt sind, dass Sie es schaffen können. Weiterhin werden Sie auch nach Rückschlägen wieder aufstehen, dazulernen und weitermachen.

Doch, wie können Sie Ihre Selbstwirksamkeit steigern? Zuerst sind es die eigenen Erfolgserlebnisse, die einen Einfluss auf die Selbstüberzeugungen haben. Denken Sie sich nicht „Jetzt habe ich gerade erst einmal eine Woche ohne das Rauchen überstanden.", sondern seien Sie stolz auf den Fakt, dass Sie es SCHON eine Woche geschafft haben. Auch Niederlagen und Rückschläge sollten Sie nicht davon abhalten, weiterzumachen und das gewünschte Ziel zu erreichen. Suchen Sie sich Vorbilder oder Erfahrungsberichte von Personen, die es geschafft haben, mit dem Rauchen aufzuhören. Sie sollten sich immer wieder vor Augen führen, dass Sie nicht die erste Person sind, die diese Reise angetreten hat.

Erfahrungsberichte sind im Internet und auch in Broschüren zu finden, die häufig an öffentlichen Orten ausgelegt werden. Zum Thema Selbstwirksamkeit gehört auch die Ermutigung durch andere Personen. Lobende Worte können den Glauben an einen selbst und das Bemühen fördern. Klammern Sie sich nicht an Personen, die sowieso nicht an Ihren Erfolgt glauben. Umgeben Sie sich mit positiven Menschen. Aber Achtung, schauen Sie darauf, dass Personen ihr Lob auch immer so meinen und Ihnen nicht nur etwas vorspielen.

Ähnlich zur Selbstwirksamkeit ist die Selbstverstärkung. Hierbei geht es darum, dass innere Folgen unsere Verhaltensweisen oder Einstellungen fördern, die zu den angenehmen Gefühlen geführt haben. Möglicherweise haben Sie schon einmal etwas von der „selbsterfüllenden Prophezeiung" gehört. Sind Sie schon einmal auf einen Fußgängerüberweg mit einer Ampel zugelaufen und haben sich gedacht: „Es wird bestimmt gleich rot.", und just in diesem Moment tritt der erwartete Zustand tatsächlich ein?

Das ist eine selbsterfüllende Prophezeiung.

Was wir befürchten, wird in den meisten Fällen wahr. Es liegt nun allerdings in Ihrer Hand, ob Sie der Optimist oder der Pessimist sind. Als Optimist sehen Sie den positiven Ausgang einer Situation voraus, während Sie als Pessimist immer nur das Negative erwarten. Um positiv zu denken, helfen positive Selbstinstruktionen. Darüber haben Sie schon etwas im Abschnitt zur Notfallkarte gelernt. Hier möchte ich Ihnen jedoch eine kleine Übung im Bereich des mentalen Trainings vorschlagen.

Beim mentalen Training können Sie entweder eine positive Vorstellungsübung oder eine Bewältigungsvorstellungsübung durchführen. Bei der positiven Vorstellungsübung stellen Sie sich genau vor, wie eine Situation genau nach Ihren Vorstellungen verläuft. Bei der Bewältigungsvorstellungsübung stellen Sie sich genau vor, wie Sie sich in einer bestimmten Situation zunächst fühlen.

Das heißt, Sie verspüren Nervosität, Aufregung, Angst und so weiter. Dann stellen Sie sich vor, wie Sie Ihre neue Strategie einsetzen. Bevor Sie mit den Übungen beginnen, müssen Sie jedoch genau wissen, was Sie sich vorstellen wollen. Sie benötigen hilfreiche Gedanken und positive Selbstinstruktionen, wie zum Beispiel: „Ich bin stolz auf mich.", oder „Ich kann es schaffen." Neue Gedanken können Sie finden, indem Sie sich die zwei Fragen für das gesunde Denken stellen: „Entspricht mein Gedanke den Tatsachen?", und „Hilft mir mein Gedanke, mich so zu fühlen und zu verhalten, wie ich es möchte?".

Wenn Sie diese zwei Fragen mit „Nein" beantworten, dann stellen Sie sich die Frage: „Wie muss ich denken, um mich so zu fühlen und zu verhalten, wie ich es möchte?". Schreiben Sie Ihre Vorstellungen auf ein Blatt oder in Ihr Notizbuch, sodass Sie in kritischen Situationen wieder darauf zurückgreifen können. Wenn Sie Ihre Vorstellungen fertiggestellt haben, dann ist es zu Beginn jedes Mentaltrainings wichtig, sich in einen entspannten Zustand zu versetzen. Hier können Sie die Entspannungsübung aus einem der vorherigen Abschnitte durchführen.

Bei der positiven Vorstellungsübung stellen Sie sich genau vor, wie Sie gern denken, fühlen und handeln würden. Zum Beispiel könnten Sie sich vorstellen, anstatt zu rauchen lieber kurz durchzuatmen, aufzustehen und eine Runde spazieren zu gehen. Die Bewältigungsvorstellungsübung ist ähnlich der positiven Vorstellungsübung: Zu Beginn stellen Sie sich jedoch die für Sie schwierige Situation vor. Denken Sie dabei an alle Gefühle und Reaktionen, die dabei auftreten können. Dann beginnen Sie mit dem zweiten Teil, indem Sie sich sagen, dass Sie jetzt ruhiger werden, weil Sie vernünftige Bewältigungsstrategien und gute Gedanken haben. Der Ablauf ist deckungsgleich mit der positiven Vorstellungsübung. Am Ende nehmen Sie drei tiefe Atemzüge und Sie kommen langsam wieder in der Realität an. Das mentale Training ist eine Art Notfallstrategie, die viele der Bestandteile beinhaltet, die Sie im Verlauf des Ratgebers schon gelernt haben.

Sollte das mentale Training Sie nicht ansprechen, dann können Sie für die Selbstverstärkung auch einfachere Übungen durchführen, wie zum Beispiel jeden rauchfreien Tag im Kalender anzustreichen oder für jeden rauchfreien Tag etwas Geld in eine Spardose zu werfen. So können Sie immer wieder auf Ihre Erfolge zurückschauen und in vollem Bewusstsein genießen, dass Sie rauchfrei sind.

9. Der Rückfall. Die vorherigen Ausführungen klingen alle sehr positiv, aber ich brauche Ihnen an dieser Stelle nicht vorzumachen, dass mit dem Rauchstopp nicht auch die Gefahr eines Rückfalles einhergeht. Die meisten Rückfälle treten innerhalb der ersten drei Monate auf. Häufig besteht ein Missverhältnis zwischen den verbalen Äußerungen über angebliche Motivation und dem tatsächlichen Verhalten. Ihr Ziel sollte es sein, dies in einen Einklang zu bringen. Das Vorhaben und das Verhalten sollten bei Ihnen immer übereinstimmen. Wenn Ihnen die Motivation fehlt, dann scheuen Sie sich nicht davor, bei anderen Personen Hilfe zu suchen. Wichtig ist nur, dass Sie Rückfälle nicht als Scheitern, sondern als Informationsquelle ansehen.

Denken Sie darüber nach, was Sie im Abschnitt zur Selbstwirksamkeit und Selbstverstärkung gelernt haben: Niederlagen und Rückschläge sollten Sie nicht davon abhalten, weiterzumachen und das gewünschte Ziel zu erreichen. Lassen Sie sich auf keinen Fall entmutigen, denn tatsächlich benötigen die meisten Raucher mehrere Anläufe, um vollständig rauchfrei zu werden. Dieser Fakt soll für Sie aber auf keinen Fall eine Ausrede sein, nicht durchzuhalten.

Jede Reise hat ein Ende

Sie haben nun alle Grundlagen zur Entstehung und Aufrechterhaltung von Abhängigkeiten gelernt. Von den Vorgängen im Gehirn und im Körper bis hin zu den psychologischen Aspekten haben Sie erfahren, warum es so schwer ist, das Rauchen zu unterlassen. Die Wirkungen auf den Körper und den Geist, sowohl positiv als auch negativ, runden das Wissen im Bereich des Nikotinkonsums ab.

Der praktische Teil hat Ihnen einen großen Methodenkoffer in die Hand gegeben, der prall gefüllt ist mit allen möglichen Tipps und Übungen, damit Sie bestens ausgerüstet sind, um Ihre Abhängigkeit zu bezwingen. Jede Reise beginnt mit einem ersten Schritt und hat auch irgendwann einmal ein Ende. Den ersten Schritt haben Sie schon getan, indem Sie diesen Ratgeber in die Hand genommen haben. Die Reise, die Ihnen nun bevorsteht, wird Ihnen einiges abverlangen. Stellen Sie sich vor, Sie sind ein Ritter, der seine Rüstung anlegt und dann in die Schlacht zieht. Sie müssen dazu bereit sein, das Leben, das Sie gewohnt sind, aufzugeben, um das Leben zu leben, das Sie sich wünschen: ein rauchfreies Leben. Der Termin für das Ende der Reise ist unbekannt, aber das Ziel ist es nicht. Es wird immer wieder Situationen geben, die Sie zum Rauchen locken wollen, aber Sie bleiben am Ball und sagen: „Nein!". Schauen Sie auf Ihre Erfolge zurück und seien Sie stolz auf das, was Sie erreicht haben.

Aller Anfang ist schwer. Scheuen Sie sich nicht vor den Entzugssymptomen, denn der Körper ist nach 20 bis 30 Stunden ausgenüchtert. Der Rest, der Ihnen bevorsteht, passiert in Ihrem Kopf. Und vergessen Sie nicht, dass die ersten positiven Effekte schon 20 Minuten nach der letzten Zigarette auftreten. Bleiben Sie standhaft und halten Sie Ihre Motivation immer aufrecht, das alternative Verhalten dem Rauchen vorzuziehen, denn wie man so schön sagt: „Der Mensch ist ein Gewohnheitstler."

Quellen- und Literaturverzeichnis

Assmann-Stiftung für Prävention (o. J.). *Rauchen.* Abgerufen von https://www.assmann-stiftung.de/rauchen/

Birbaumer, N., & Schmidt, R. F. (2010). *Biologische Psychologie* (7. Aktualisierte Auflage). Berlin, Deutschland: Springer.

Bühringer, G., & Behrendt, S. (2011). Störungen durch Substanzkonsum: Eine Einführung. In H. U. Wittchen & J. Hoyer (Hrsg.), *Klinische Psychologie und Psychotherapie* (pp. 697–714). Berlin, Deutschland: Springer.

Deutsches Krebsforschungszentrum (o. J.). *Informationen zum Rauchstopp.* Abgerufen von https://www.dkfz.de/de/rauchertelefon/index.html

Emerging Risk Factors Collaboration (2019). Cardiovascular risk factors associated with venous thromboembolism. *JAMA Cardiology, 4,* 163–173.

doi:10.1001/jamacardio.2018.4537

Groh, C. A., Vittinghoff, E., Benjamin, E. J., Dupuis, J., & Marcus, G. M. (2019). Childhood tobacco smoke exposure and risk of atrial fibrillation in adulthood. *Journal of the American College of Cardiology, 74*, 1658–1664. doi:10.1016/j.jacc.2019.07.060

Hartmann, M., Filipek, M., & Berking, M. (2012). Missbrauch und Abhängigkeit von Substanzen. In M. Berking & W. Rief (Hrsg.), *Klinische Psychologie und Psychotherapie* (pp. 173–184). Berlin, Deutschland: Springer.

Hoch, E., & Kröger, C. B. (2011). Nikotinabhängigkeit. In M. Berking & W. Rief (Hrsg.), *Klinische Psychologie und Psychotherapie* (pp. 767–782). Berlin, Deutschland: Springer.

Küfner, H., & Metzner, C. (2011). Drogenmissbrauch und -abhängigkeit. In M. Berking & W. Rief (Hrsg.), *Klinische Psychologie und Psychotherapie* (pp. 715–742). Berlin, Deutschland: Springer.

Kunter, M., & Pohlmann, B. (2015). Lehrer. In E. Wild & J. Möller (Hrsg.), *Pädagogische Psychologie* (pp. 261–281). Berlin, Deutschland: Springer.

Kuntic, M., Oelze, M., Steven, S., Kröller-Schön, S., Stamm, P., Kalinovic, S., Frenis, K., Vujacic-Mirski, K., Jimenez, M. T. B., Kvandova, M., Filippou, K., Zuabi, A. A., Brückl, V., Hahad, O., Daub, S., Varveri, F., Gori, T.,

Huesmann, R., Hoffmann, T., Schmidt, F. P., Keaney, J. F., Daiber, A., & Münzel, T. (2020). Short-term e-cigarette vapour exposure causes vascular oxidative stress and dysfunction: evidence for a close connection to brain damage and a key role of the phagocytic NADPH oxidase (NOX-2). *European Heart Journal, 41*, 2472–2483. doi: 10.1093/eurheartj/ehz772

Landmann, M., Perels, F., Otto, B., Schnick-Vollmer K., & Schmitz, B. (2015). Selbstregulation und selbstreguliertes Lernen. In E. Wild & J. Möller (Hrsg.), *Pädagogische Psychologie* (pp. 45–68). Berlin, Deutschland: Springer.

Lee, I. M., Shiroma, E. J., Evenson, K. R., Kamada, M., LaCroix, A. Z., & Buring, J. E. (2018). Accelerometer-measured physical activity and sedentary behaviour in relation to all-cause mortality. Circulation, 137, 203–205. doi:10.1161/CIRCULATIONAHA.117.031300

Lindson-Hawley, N., Banting, M., West, R., Michie, S., Shinkins, B., & Aveyard, P. (2016). Gradual versus abrupt smoking cessation. *Annals of Internal Medicine, 164*, 585–592. doi:10.7326/M14-2805

Livingston, G., Huntley, J., Sommerlad, A., Ames, D., Ballard, C., Banerjee, S., Brayne, C., Burns, A., Cohen-Mansfield, J., Cooper, C., Costafreda, S. G., Dias, A., Fox, N., Gitlin, L. N., Howard, R., Kales, H. C.,

Kivimäki, M., Larson, E. B., Ogunniyi, A., Orgeta, V., Ritchie, K., Rockwood, K., Sampson, E. L., Samus, Q., Schneider, L. S., Selbaek, G., Teri, L., & Mukadam, N. (2020). Dementia prevention, intervention, and care: 2020 report of the Lancet Commission. *The Lancet Commission, 396*, 413–446. doi:10.1016/S0140-6736(20)30367-6

Rinck, M., & Becker, E. S. (2011). Lernpsychologische Grundlagen. In H. U. Wittchen & J. Hoyer (Hrsg.), *Klinische Psychologie und Psychotherapie* (pp. 107–128). Berlin, Deutschland: Springer.

Robert-Koch-Institut (o. J.). *Rauchen.* Abgerufen von https://www.rki.de/DE/Content/Gesundheitsmonitoring/Themen/Rauchen/Rauchen_node.html

Stangl, W. (2017*). Ausatmen - die 4711-Technik. bemerkt.* Abgerufen von https://bemerkt.stangl-taller.at/ausatmen/

Swoboda, R. (2018). *Denken Sie jetzt nicht an einen rosa Elefanten.* Abgerufen von https://www.mentalerleben.at/2018/02/13/denken-sie-jetzt-nicht-an-einen-rosa-elefanten/

Wolf, D. (2020). *Mentales Training.* https://www.angst-panik-hilfe.de/mentales-training.html

World Health Organisation (2020). *Tobacco: Health benefits of smoking cessation.* Abgerufen von https://www.who.int/news-room/q-a-detail/to-bacco-health-benefits-of-smoking-cessation

Herstellung und Verlag:

BoD – Books on Demand, Norderstedt

ISBN: 9783752660234

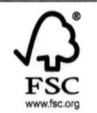